Arthur Saitabau Ng'etich

Contaminação de poços rasos por latrinas em Kaindakwa, Condado de Siaya

Arthur Saitabau Ng'etich

Contaminação de poços rasos por latrinas em Kaindakwa, Condado de Siaya

ScienciaScripts

Imprint

Any brand names and product names mentioned in this book are subject to trademark, brand or patent protection and are trademarks or registered trademarks of their respective holders. The use of brand names, product names, common names, trade names, product descriptions etc. even without a particular marking in this work is in no way to be construed to mean that such names may be regarded as unrestricted in respect of trademark and brand protection legislation and could thus be used by anyone.

Cover image: www.ingimage.com

This book is a translation from the original published under ISBN 978-3-659-83335-9.

Publisher:
Sciencia Scripts
is a trademark of
Dodo Books Indian Ocean Ltd. and OmniScriptum S.R.L publishing group

120 High Road, East Finchley, London, N2 9ED, United Kingdom
Str. Armeneasca 28/1, office 1, Chisinau MD-2012, Republic of Moldova, Europe
Printed at: see last page
ISBN: 978-620-8-29083-2

Copyright © Arthur Saitabau Ng'etich
Copyright © 2024 Dodo Books Indian Ocean Ltd. and OmniScriptum S.R.L publishing group

DEDICAÇÃO

Dedico os resultados desta investigação aos residentes de Kaindakwa

Estate, à minha família e aos meus colegas pelo seu apoio a esta

investigação.

RECONHECIMENTO

Agradeço ao departamento de saúde pública do Siaya Sub-County Hospital por me ter permitido utilizar as suas instalações para a minha investigação e ao funcionário municipal de saúde pública, Sr. Munala, pela sua orientação e apoio durante a realização da investigação. Agradeço igualmente as contribuições do pessoal do Hospital Distrital de Siaya.

Gostaria também de agradecer aos meus mentores de investigação universitária, Dr. Sowayi e Dr. Owino, pelos seus conselhos e apoio na redação deste trabalho de investigação. Agradeço também à minha família, aos meus colegas e a uma pessoa especial, a Sra. Faith Moraa Omayo, que, com o seu apoio moral, tornou esta investigação um sucesso. Por último, mas não menos importante, o nosso Deus Todo-Poderoso pela sua orientação durante todo o período de investigação.

RESUMO

O estudo procurou determinar a prevalência da contaminação dos poços pouco profundos em Kaindakwa Estate, no condado de Siaya. O estudo determinou o grau de contaminação dos poços pouco profundos pelas latrinas de fossa, a proximidade das latrinas de fossa aos poços pouco profundos e avaliou a relação entre a distância dos poços pouco profundos às latrinas de fossa e a contaminação dos poços. Foi adotado um desenho de estudo transversal. Todos os poços rasos em Kaindakwa Estate foram incluídos. Foram recolhidas vinte amostras de água dos poços pouco profundos. Foi utilizada uma amostragem conveniente para selecionar a área de estudo e os poços pouco profundos foram sistematicamente amostrados. As amostras de água dos poços pouco profundos foram recolhidas e cultivadas em laboratório para observar os coliformes totais. A observação e as medições foram utilizadas para estimar a distância entre os poços rasos e as latrinas de fossa. Os dados foram analisados utilizando percentagens e proporções. Os resultados mostraram que a maioria (80%) dos poços rasos foram estimados como estando a menos de 15m de distância das latrinas de fossa. Todas as amostras de água recolhidas e analisadas foram positivas para coliformes totais. Houve uma relação direta entre a proximidade dos poços rasos e as latrinas de fossa e os coliformes totais presentes nas amostras de água. O estudo conclui que a prevalência de contaminação dos poços pouco profundos na zona era generalizada e que é necessário que a comunidade tenha em conta a localização e a distância dos poços pouco profundos quando, no futuro, se instalarem latrinas de fossa.

ÍNDICE DE CONTEÚDOS

LISTA DE ABREVIATURAS

APHRC - Africa Population Health and Research Center

COBES - Community Based Education and Services

FC - Fecal Coliforms

KEMFRI - Kenya Marine and Fisheries Research Institute

TNTC - Too Numerous To Count

WHO - World Health Organization

UNPD - United Nations Population Division

UNICEF- United Nations International Child Education Fund

CAPÍTULO 1

INTRODUÇÃO

Um abastecimento adequado de água potável é universalmente reconhecido como uma necessidade humana básica. No entanto, milhões de pessoas no mundo em desenvolvimento não têm acesso imediato a um abastecimento de água adequado e seguro. Em 1996, o número de pessoas sem acesso a água potável nas zonas urbanas estava a aumentar acentuadamente nos países em desenvolvimento, em resultado da rápida urbanização, grande parte da qual estava a ocorrer em zonas periurbanas e em bairros de lata (OMS/UNICEF/WSSCC, 1996). As Nações Unidas prevêem um rápido crescimento da população nas zonas urbanas entre 2000 e 2030. Por conseguinte, é provável que o acesso à água potável e ao saneamento adequado nas zonas urbanas se agrave, a menos que haja uma mudança drástica de política para satisfazer as necessidades das populações urbanas pobres (PNUD, 2000).

Os excrementos humanos e a falta de higiene pessoal e doméstica adequada têm sido implicados na propagação de muitas doenças infecciosas, incluindo a cólera, a febre tifoide, a hepatite, a poliomielite, a criptosporidiose, a ascaridíase e a esquistossomose. Estima-se que um terço das mortes nos países em desenvolvimento seja causado pelo consumo de água contaminada e que, em média, um décimo do tempo produtivo de cada pessoa seja sacrificado por doenças relacionadas com a água (OMS, 1997). A Organização Mundial de Saúde estima que 2,2 milhões de pessoas morrem anualmente de doenças diarreicas e que 10% da população do mundo em desenvolvimento está gravemente infetada com vermes intestinais relacionados com a gestão inadequada dos resíduos e dos excrementos (Murray & Lopez, 1996; OMS/UNICEF, 2000).

No Quénia, as doenças diarreicas são uma das principais doenças que afectam as crianças dos residentes dos bairros de lata. De acordo com o relatório do Centro Africano de Investigação sobre População e Saúde (APHRC) de 2002, a prevalência da diarreia era de 32% entre as crianças com menos de 5 anos de idade nos bairros de lata, o que representa o dobro da taxa de Nairobi e da média nacional (APHRC, 2002).

Até 2015, as Nações Unidas tinham como objetivo aumentar em quase 2 mil milhões o número de pessoas com acesso sustentável a saneamento "melhorado", o que significa que os resíduos seriam mantidos separados das pessoas que utilizam as instalações. As latrinas de fossa cobertas, embora básicas, são uma grande melhoria em relação à defecação a céu aberto e a outras formas não higiénicas de gestão de resíduos. Mas como as latrinas de fossa geralmente não têm uma barreira física para manter os resíduos contidos na fossa, podem emanar contaminantes microbianos e químicos, ameaçando as fontes de água subterrânea próximas, como nascentes, poços e furos.

Em 2015, estimava-se que 2,4 mil milhões de pessoas em todo o mundo ainda utilizavam instalações sanitárias não melhoradas. A grande maioria vive em três regiões, com 40% no sul da Ásia. Atualmente, há duas vezes mais pessoas a utilizar instalações de saneamento não melhoradas na África Subsariana do que na Ásia Oriental. Os quase 700 milhões de pessoas que teriam sido servidas se a meta dos objectivos de desenvolvimento do milénio para o saneamento tivesse sido cumprida é igual ao número de pessoas não servidas na África Subsariana (OMS, 2015).

A nível mundial, estima-se que 1,77 mil milhões de pessoas utilizam latrinas de fossa como principal meio de saneamento. Com a prevalência da utilização de latrinas de fossa a aumentar nos países em desenvolvimento, há uma preocupação acrescida com os impactos negativos na água potável. Em alguns países da África Ocidental e do Médio Oriente, a grande maioria da população utiliza latrinas de fossa. Os países onde a utilização de latrinas de fossa é predominante também tendem a ter taxas elevadas de utilização de águas subterrâneas. As recomendações de localização parecem variar entre os países, variando entre 15 e 75 metros entre as fontes de água e as unidades de saneamento (Graham & Polizzotto, 2013).

 INFORMAÇÃO DE BASE

Apesar da investigação intensiva e da implementação de projectos hídricos nas últimas duas décadas no Quénia, a percentagem da população com falta de água e instalações sanitárias deficientes é ainda elevada e está a aumentar, especialmente nas áreas urbanas (Karanja, 2003). A investigação ao longo dos anos tem demonstrado que as bactérias podem ser transportadas a alguma distância através do solo pelo líquido lixiviado das latrinas de fossa, podendo assim contaminar as águas subterrâneas (Mara, 1996).

Orwa (2001) no seu estudo em Kisumu (Manyatta e Migosi estates) descobriu que foi detectada uma contagem média de E. coli de 654 contagens/100 ml na água dos poços. Um estudo semelhante realizado na província de Cost pelo Kenya Marine and Fisheries Research Institute (KEMFRI) concluiu que os residentes de Shimoni, do distrito de Kwale e de Malindi enfrentavam o maior risco de consumir água contaminada, uma vez que os furos e a maioria dos poços estavam altamente contaminados (Mayoyo e Kilalo, 2003). A contaminação foi atribuída à elevada população e ao grande número de poços escavados perto de latrinas de fossa/fossas sépticas.

 PERFIL DO MUNICÍPIO DE SIAYA

O condado de Siaya **(Anexo I)** era um dos antigos 12 distritos que constituíam a província de Nyanza, na parte sudoeste do Quénia, antes da adoção das novas estruturas administrativas que o tornaram um condado. Estas novas estruturas administrativas entraram em vigor quando o estudo já estava a ser realizado. O distrito faz fronteira com o condado de Busia a norte, Vihiga e Butere/Mumias a nordeste, o condado de Bondo a sul e o condado de Kisumu a sudeste. A área total do distrito era de aproximadamente 1520 quilómetros quadrados. O distrito situa-se entre 0 26' e 0 18' de latitude norte e 33 58' de longitude leste e 34 33' de longitude oeste.

A população projectada em 2007 era de 562.493 pessoas, com 275.947 homens e 286.546 mulheres. O distrito de Siaya estava dividido em sete divisões administrativas: Yala, Wagai, Karemo, Ugunja, Boro, Uranga e Ukwala. A maior destas divisões era Ukwala, sendo Boro a mais pequena. A aldeia de Kogelo, onde este estudo foi efectuado, situa-se na divisão de Karemo.

O condado tem três grandes áreas geo-morfológicas: terras altas dissecadas, terras baixas moderadas e o pântano de Yala, cada uma com diferentes solos, relevo e utilização do solo. A altitude do distrito aumenta de 1140 m acima do nível do mar na parte oriental para 1400 m na parte ocidental. Os rios Nzoia e Yala atravessam o distrito, despejando as suas águas no Lago Vitória através do pântano de Yala.

As zonas de elevada altitude, como as divisões de Yala, Ukwala e Ugunja, registam precipitações mais elevadas, pelo que são adequadas para a agricultura e a pecuária. Os rios Nzoia, Yala e o lago Kanyaboli têm um grande potencial de irrigação. As zonas baixas de Boro, Uranga e Wagai recebem menos precipitação e são adequadas para o cultivo de algodão.

O município de Siaya **(Anexo II)** tem três propriedades (Pandi, Awelo e Kaindakwa). A propriedade de Kaindakwa tem aproximadamente 120 quilómetros quadrados. Kaindakwa é uma zona periurbana caracterizada por sobrepopulação e falta de serviços básicos como água e esgotos. As pessoas desta área usam latrinas de fossa e, ao mesmo tempo, retiram a água de poços rasos próximos.

1.2 SIGNIFICADO DO ESTUDO

Vários estudos associaram a utilização de latrinas de fossa ao transporte de micróbios (normalmente coliformes fecais, embora um estudo tenha avaliado o adenovírus e o rotavírus) e produtos químicos (por exemplo, nitrato, fosfato, cloreto e amoníaco) através do solo e para as fontes de água locais.

Os micróbios e os produtos químicos viajaram normalmente a menos de 15 metros das latrinas, embora alguns estudos tenham registado contaminação até cerca de 25 metros de distância. Os vírus foram detectados até 50 metros das latrinas de fossa. Mas diferentes estudos encontraram resultados muito diferentes mesmo para o mesmo local, reflectindo uma variedade desconcertante de desenhos experimentais. A maior parte da contaminação das águas subterrâneas é registada a jusante das latrinas de fossa (Graham & Polizzotto, 2013).

A contaminação dos poços pouco profundos por latrinas de fossa tem sido diretamente relacionada com a proximidade entre os dois. O estudo teve como objetivo determinar a extensão da contaminação dos poços pouco profundos, que foi principalmente percebida como sendo devida à proximidade da latrina de fossa aos poços. A utilização de latrinas de fossa não é recomendada numa área com um lençol freático baixo e onde a distância entre as latrinas de fossa e os poços pouco profundos é reduzida.

A contaminação dos poços pouco profundos predisporia ainda mais os residentes de Kaindakwa a doenças relacionadas com a água, uma vez que os poços pouco profundos são a sua principal fonte de água potável.

Este estudo fornecerá informações sobre a extensão da contaminação dos poços rasos por coliformes fecais na área e informará as partes interessadas sobre as medidas necessárias para reduzir a contaminação dos poços e evitar a ocorrência de doenças relacionadas com a água em resultado da contaminação.

1.3 QUESTÕES DE INVESTIGAÇÃO

Qual é o grau de contaminação dos poços pouco profundos pelas latrinas em Kaindakwa Estate?

1.4 OJECTIVOS DE ESTUDO

1.5.1 Objetivo geral

Determinar a prevalência de contaminação dos poços pouco profundos por latrinas de fossa em Kaindakwa Estate do Condado de Siaya.

1.5.2 Objectivos específicos

1) Determinar o grau de contaminação dos poços pouco profundos pelas latrinas de fossa existentes na zona.

2) Determinar a distância e a proximidade entre as latrinas de fossa e os poços pouco profundos da zona.

3) Avaliar a relação entre a distância dos poços rasos das latrinas de fossa e a contaminação dos poços na área.

CAPÍTULO 2

CONTAMINAÇÃO DE POÇOS

A localização e a profundidade do poço e o tipo e espessura do solo à sua volta ajudarão a determinar o nível de risco de contaminação do poço. Por exemplo, os poços rasos cobertos por areia ou cascalho correm um risco maior de contaminação do que os poços profundos cobertos por materiais menos permeáveis, como a argila. As condições naturais do solo e a profundidade da fonte de água subterrânea não podem ser controladas, mas existem várias medidas de proteção que os proprietários de poços podem tomar para reduzir o risco de contaminação do poço. Estas incluem a construção adequada do poço, a inspeção e manutenção regulares e um conhecimento básico de outras medidas de proteção das águas subterrâneas.

2.1 LOCALIZAÇÃO DE POÇOS

Há diferentes factores a considerar antes de instalar um poço numa determinada área. Alguns desses factores são os seguintes:

2.1.1 Acessibilidade do sítio

Assegurar um acesso fácil ao local do poço, não só para a perfuração e construção, mas também para os utilizadores da fonte de água e para facilitar o acesso ao poço para futura manutenção e reparação. Os poços não devem ser instalados em zonas baixas com risco de inundação ou no interior de edifícios ou caves.

2.1.2 Linha da propriedade

Os poços devem ser colocados a uma distância segura da linha da propriedade para evitar dificuldades com sistemas de esgotos vizinhos ou outras fontes potenciais de contaminação. Isto também evitará problemas com linhas de fronteira imprecisas.

2.1.3 Desenvolvimentos futuros

Ao localizar os poços, é necessário ter em conta outros desenvolvimentos futuros na mesma área, tais como edifícios, infra-estruturas sanitárias, tanques de armazenamento de combustível, etc., que podem afetar a fonte de água.

2.1.4 Poços vizinhos

Os poços devem ser colocados a uma distância suficiente dos poços vizinhos para evitar qualquer interferência com os poços adjacentes ou afetar o funcionamento dos poços existentes.

2.1.5 Potencial de contaminação

Os poços devem ser colocados a uma distância segura de potenciais fontes de contaminação.

Os poços não devem ser localizados junto a estradas, valas ou perto de áreas onde possam estar estacionados veículos ou equipamento agrícola, incluindo pulverizadores, ou onde o equipamento esteja armazenado.

2.2 FONTES DE CONTAMINAÇÃO DOS POÇOS

Existem várias formas de os contaminantes entrarem nos poços e atingirem as águas subterrâneas. Algumas dessas formas são as seguintes:

• Água de escoamento ou de inundação que entra através de poços não selados

• Esgotos de tanques de retenção com fugas ou campos sépticos que estejam demasiado perto do poço ou de currais de gado.

• Entrada de insectos ou roedores através de tampas de poços danificadas ou não seladas

• Fugas de combustíveis, pesticidas ou outros produtos químicos incorretamente armazenados ou manuseados

• Água de superfície captada num poço próximo de massas de água, como rios e lagos.

Os poços localizados perto de massas de água podem estar a extrair água subterrânea que está sob a influência direta das águas superficiais e, portanto, mais vulnerável à contaminação.

2.3 CONTAMINAÇÃO FEÉRICA DA ÁGUA

A poluição da água causada pela contaminação fecal é um problema grave devido ao potencial de contração de doenças causadas por agentes patogénicos (organismos causadores de doenças). Frequentemente, as concentrações de agentes patogénicos da contaminação fecal são pequenas e o número de diferentes agentes patogénicos possíveis é grande. Como resultado, não é prático testar os agentes patogénicos em todas as amostras de água recolhidas. Em vez disso, a presença de agentes patogénicos é determinada com provas indirectas através da análise de um organismo "indicador" como as bactérias coliformes (New York State Department of Health, 2011).

As bactérias coliformes estão presentes no ambiente e nas fezes de todos os animais de sangue quente e dos seres humanos. É pouco provável que as bactérias coliformes causem doenças. No entanto, a sua presença na água potável indica que podem existir agentes patogénicos no sistema de água. A maioria dos agentes patogénicos que podem contaminar o abastecimento de água provêm das fezes de humanos ou animais. Testar a água potável para todos os possíveis agentes patogénicos é complexo, demorado e caro. É fácil e barato testar as bactérias coliformes. Se o teste detetar bactérias coliformes numa amostra de água, os sistemas de água procuram a fonte de contaminação e restauram a água potável segura (Washington Department of Health, 2011).

Existem três grupos de bactérias coliformes. Cada um é um indicador da qualidade da água potável e cada um tem um nível de risco diferente. O coliforme total é um grande conjunto de diferentes tipos de bactérias. Os coliformes fecais são tipos de coliformes totais que existem nas fezes. *Escherechia coli* é um subgrupo de coliformes fecais. Os laboratórios testam amostras de água potável para detetar coliformes totais. Se o coliforme total estiver presente, o laboratório também testa a amostra para coliforme fecal ou *E. coli,* dependendo do método de teste do laboratório.

A confirmação de bactérias coliformes fecais ou *E. coli* num sistema de abastecimento de água indica uma contaminação fecal recente, que pode representar um risco imediato para a saúde de quem consome a água. O sistema de abastecimento de água deve emitir um "aviso de saúde" no prazo de 24 horas para alertar todos os utilizadores de água para um risco de saúde associado ao abastecimento de água. O aviso deve recomendar a utilização de água fervida ou engarrafada para beber, preparar alimentos e escovar os dentes. Deve também descrever as medidas em curso para corrigir o problema e explicar quando se espera que o problema seja resolvido (Washington Department of Health, 2011).

2.4 CONTAMINAÇÃO DE POÇOS POUCO PROFUNDOS POR FOSSAS

LATRINOS

A contaminação das águas subterrâneas continua a ser um grande problema na maioria dos aglomerados populacionais não planeados e sobrelotados. Quando as águas subterrâneas são utilizadas como fonte de água doméstica, não se recomenda a utilização de latrinas de fossa, porque as duas são incompatíveis, a menos que o lençol freático seja extremamente baixo e as caraterísticas do solo não sejam susceptíveis de contribuir para a contaminação das águas subterrâneas. Nos casos em que coexistem, embora seja difícil dar uma regra geral para todas as condições do solo, a diretriz geralmente utilizada é que o poço deve estar localizado numa área mais alta e a pelo menos 15 m das latrinas de fossa e deve estar pelo menos 2 m acima do lençol freático (OMS, 1996).

Em resultado do rápido desenvolvimento, a maioria da população da zona de Kaindakwa, no distrito de Siaya, vive em condições semelhantes às dos bairros de lata, frequentemente caracterizadas pela falta de serviços básicos, como água e esgotos. A população desta zona utiliza latrinas de fossa de baixo custo e, ao mesmo tempo, retira a água de poços pouco profundos situados nas proximidades. A sobrepopulação em Kaindakwa limita a distância entre os poços rasos e as latrinas de fossa, expondo os poços a riscos de contaminação ao permitir que os microrganismos migrem do conteúdo fecal para as fontes de água subterrâneas.

Um abastecimento adequado de água potável é universalmente reconhecido como uma necessidade humana básica. No entanto, milhões de pessoas no mundo em desenvolvimento não têm acesso imediato a um abastecimento de água adequado e seguro. Em 1996, o número de pessoas sem acesso a água potável nas zonas urbanas estava a aumentar acentuadamente nos países em desenvolvimento, em resultado da rápida urbanização, grande parte da qual ocorria em zonas periurbanas e em bairros de lata. As Nações Unidas prevêem um rápido crescimento da população nas zonas urbanas entre 2000 e 2030 (OMS/UNICEF 1997). Assim, é provável que o acesso à água potável e ao saneamento adequado nas zonas urbanas se agrave, a menos que haja uma mudança drástica de política para satisfazer as necessidades das populações urbanas pobres.

A proximidade de latrinas de fossa a poços pouco profundos, levando assim à migração de coliformes fecais que contaminam as águas subterrâneas, tem sido implicada na propagação de muitas doenças infecciosas, incluindo a cólera, a febre tifoide, a criptosporidiose, a ascaridíase e a esquistossomose. Estima-se que um terço das mortes nos países em desenvolvimento seja causado pelo consumo de água contaminada e que, em média, um décimo do tempo produtivo de cada pessoa seja sacrificado por doenças relacionadas com a água. A

Organização Mundial de Saúde estima que 2,2 milhões de pessoas morrem anualmente de doenças diarreicas e que 10% da população do mundo em desenvolvimento está gravemente infetada com vermes intestinais relacionados com a gestão inadequada dos resíduos e dos excrementos (OMS, 2000).

Os dados disponíveis mostram que o aumento da distância entre a fonte de poluição e o abastecimento de água subterrânea reduz o risco de poluição fecal (Brockerhoff M, Brennan E, 1998; 24:75-114). No passado, a coexistência de saneamento no local e a utilização de água subterrânea tem estado confinada principalmente às zonas rurais onde existe terra suficiente para permitir uma distância adequada entre as latrinas de fossa e os poços pouco profundos.

A melhoria da qualidade da água na fonte, por si só, pode não ser a solução definitiva, porque a melhoria da qualidade da água na fonte pode nem sempre garantir uma redução da transmissão de doenças relacionadas com a água. Estudos demonstraram uma deterioração significativa da qualidade da água entre a fonte e o ponto de utilização. Hebert JR (1983; 8:127-132.) concluiu que a melhoria da água não tem qualquer impacto na saúde se o saneamento não for melhorado e que a melhoria da água e do saneamento em conjunto são sinergéticos, produzindo maiores impactos do que qualquer um deles isoladamente.

2.5 PURIFICAÇÃO DE ÁGUA DE POÇO CONTAMINADA

Para os poços pouco profundos e para a maioria dos poços escavados à mão, recomenda-se que a água seja testada, no mínimo, uma vez por ano para deteção de bactérias coliformes totais e fecais ou coliformes totais e *E. coli*. A água que contenha coliformes totais ou fecais acima dos valores de referência para a água potável não deve ser utilizada para beber ou preparar alimentos (incluindo fazer cubos de gelo ou escovar os dentes) sem desinfeção. A água deve ser fervida durante pelo menos um minuto ou usar água engarrafada ou obter água de uma fonte alternativa, como um sistema municipal ou um poço próximo que tenha sido testado e considerado seguro.

A melhor solução a longo prazo é reparar o poço para evitar a contaminação contínua, se possível, ou instalar um dispositivo permanente de tratamento de água. Os filtros de carbono do tipo jarro não desinfectam a água. Métodos de tratamento como a cloração, a destilação, a desinfeção por luz ultravioleta (UV) ou a osmose inversa podem ser utilizados para destruir ou remover bactérias, vírus ou outros organismos presentes na água. Parasitas como Cryptosporidium ou Giardia são melhor destruídos por fervura (incluindo destilação), mas também são eficazmente inactivados por tratamento UV, mas o fluxo de água deve ser limitado e a unidade deve ser mantida adequadamente (Water Stewardship Information, 2007).

CAPÍTULO 3

3.1 METODOLOGIA

3.2 Área de estudo

O estudo foi efectuado em Kaindakwa Estate, uma zona periurbana e sobrepovoada no condado de Siaya. A propriedade foi subdividida em dez parcelas. Cada parcela (1/8 acre) tinha 1 a 12 agregados familiares, cada um com uma média de seis ocupantes. Tinha uma população estimada em 386 pessoas e um total de 62 agregados familiares.

3.3 Conceção do estudo

Foi utilizado um estudo transversal. Este tipo de estudo é pouco dispendioso, fácil de realizar, relativamente rápido e permite uma recolha rápida de dados.

3.4 População do estudo

Os poços pouco profundos existentes em Kaindakwa Estate, no condado de Siaya, constituíram a população-alvo deste estudo.

3.5 Processo de amostragem e dimensão da amostra

A propriedade de Kaindakwa foi selecionada por amostragem de conveniência. Isto deveu-se ao facto de a propriedade ser facilmente acessível a partir do Hospital do Subcondado de Siaya, onde as amostras de água foram testadas para coliformes fecais.

Foram recolhidas amostras de água de 20 poços pouco profundos. Na maioria das circunstâncias, os residentes de uma parcela partilhavam um poço raso e havia cerca de dois poços rasos por parcela. Para obter as 20 amostras, no caso de um segundo agregado familiar anterior ter partilhado o poço raso com o agregado familiar atual, foi considerado o poço raso do agregado familiar imediatamente a seguir na amostra do estudo.

3.6 Recolha de dados

Foi efectuada a observação e a estimativa da distância entre as latrinas de fossa e os poços pouco profundos. As amostras de água foram recolhidas assepticamente com frascos de amostragem esterilizados. As amostras foram transportadas no prazo de uma hora após a recolha numa caixa frigorífica para o departamento de saúde pública do Hospital do Subcondado de Siaya para análise.

A contaminação fecal da água foi determinada através de um método de filtração por membrana. As amostras foram incubadas a uma temperatura de 44,5°C. O número de coliformes foi determinado e registado após 24 horas.

3.7 Análise e apresentação de dados

Os dados foram analisados através de percentagens e proporções. Os dados foram apresentados sob a forma de texto, tabelas e gráficos.

3.8 Considerações éticas

- Antes de realizar a investigação, foi pedida autorização às autoridades competentes do então distrito de Siaya, atualmente condado de Siaya.
- Todos os inquiridos elegíveis foram convidados a dar o seu consentimento verbal informado antes de serem incluídos no estudo.
- Os dados recolhidos foram utilizados apenas para fins de estudo e foram tratados com a máxima confidencialidade.

3.9 Minimização do enviesamento

Foram utilizadas garrafas de água assépticas para recolher as amostras e transportadas no prazo de 1 hora após a recolha numa caixa frigorífica para garantir o registo de resultados exactos.

3.10 Critérios de elegibilidade

3.10.1 Critérios de inclusão

Incluíram-se todos os poços pouco profundos dentro da propriedade de Kaindakwa no condado de Siaya na altura do estudo.

3.10.2 Critérios de exclusão

Incluíram-se todas as outras fontes de água (água da torneira e captações no telhado) dentro da propriedade de Kaindakwa no condado de Siaya na altura do estudo.

CAPÍTULO 4

CONCLUSÕES

4.1 Proximidade dos poços rasos em relação às latrinas de fossa

Os poços estavam muito próximos das latrinas de fossa. Em muitas circunstâncias (80%), a distância entre os poços e as latrinas de fossa foi estimada em menos de 15 m (a diretriz comummente utilizada é que a distância deve ser de pelo menos 15 m de qualquer fonte de água (OMS 1996). Alguns dos poços (cerca de 20%) foram estimados como estando a uma distância entre 15 e 20 m das latrinas de fossa.

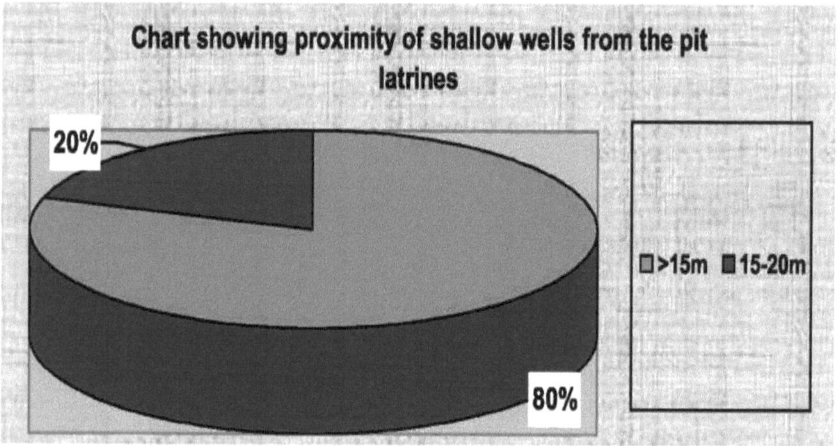

Figura 1: Proximidade dos poços rasos em relação às latrinas de fossa

Observou-se que a maioria (80%) dos poços estavam situados muito próximos, sendo que os poços pouco profundos se deviam à falta de espaço suficiente no interior e entre as propriedades vizinhas para respeitar a distância recomendada entre elas.

4.2 Grau de contaminação dos poços rasos

O grau de contaminação dos poços pouco profundos foi determinado pelo número de coliformes registados. A norma da OMS para a água não tratada destinada a beber deve ter uma contagem de bactérias coliformes fecais inferior a lOFC/lOOml de água de amostra em pelo menos 75% de todas as amostras colhidas (OMS, 1998).

Quando a água é testada para coliformes fecais ou totais, os resultados são geralmente dados como o número de unidades formadoras de colónias por 100 mililitros (CFU/100ml) de água amostrada. Nenhuma amostra deve conter coliformes fecais ou *E. coll,* e idealmente não deve haver coliformes totais, no entanto, uma única amostra pode conter até 10 UFC de coliformes totais/100 ml (Water Stewardship Information, 2007).

O quadro seguinte mostra a extensão da contaminação microbiana (número de coliformes fecais por 100 ml) dos poços pouco profundos.

Quadro 1: Grau de contaminação microbiana

SAMPLES	TEST FOR COLIFORMS (FC/100ml)	REMARKS >10FC-Contaminated <10FC- Not Contaminated
1	25/100ml	Contaminated
2	TNTC	Contaminated
3	TNTC	Contaminated
4	TNTC	Contaminated
5	30/100ml	Contaminated
6	22/100ml	Contaminated
7	TNTC	Contaminated
8	12/100ml	Contaminated
9	10/100ml	Contaminated
10	TNTC	Contaminated
11	16/100ml	Contaminated
12	28/100ml	Contaminated
13	TNTC	Contaminated
14	11/100ml	Contaminated
15	23/100ml	Contaminated
16	12/100ml	Contaminated
17	22/100ml	Contaminated
18	TNTC	Contaminated
19	27/100ml	Contaminated
20	18/100ml	Contaminated

TNTC- Demasiado numerosos para contar (>30FC/100ml)

4.3 Relação entre a proximidade dos poços pouco profundos e as latrinas de fossa e a contaminação dos poços

Verificou-se que a distância entre os poços rasos e a latrina de fossa influenciava o número de coliformes encontrados nas amostras de água. Todas as amostras colhidas nos poços rasos que estavam a menos de 15m das latrinas eram positivas em coliformes (>15FC/100ml) e as amostras de água colhidas nos poços rasos que estavam a 15-20m tinham 10-15FC/100ml.

A tabela abaixo mostra que houve uma relação direta entre a proximidade dos poços rasos e as latrinas e o número de coliformes fecais presentes. A distância próxima entre as fontes de água e as instalações sanitárias reduz a distância de viagem da transferência de agentes patogénicos causadores de doenças através da matéria do solo.

Existe uma relação significativa entre os níveis de contaminação das fontes de água por coliformes fecais e a distância entre os poços e as latrinas de fossa. Quanto maior for a distância entre os dois, menores serão os níveis de contaminação.

Tabela 2: Relação entre a proximidade dos poços rasos com as latrinas de fossa e a contaminação dos poços

SAMPLES	DISTANCE OF WELL FROM PIT LATRINE	TEST FOR COLIFORMS (FC/100ml)
1	12m	25/100ml
2	10m	TNTC
3	8m	TNTC
4	9m	TNTC
5	11m	30/100ml
6	12m	22/100ml
7	10m	TNTC
8	17m	12/100ml
9	18m	10/100ml
10	10m	TNTC
11	13m	16/100ml
12	11m	28/100ml
13	10m	TNTC
14	18m	11/100ml
15	12m	23/100ml
16	11m	12/100ml
17	12m	22/100ml
18	10m	TNTC
19	11m	27/100ml
20	13m	18/100ml

TNTC- Demasiado numerosos para contar (>30FC/100ml)

CAPÍTULO 5

DISCUSSÃO

A utilização de saneamento no local (latrinas de fossa) apresenta um risco para a qualidade das águas subterrâneas. O risco para a saúde é reduzido aumentando a distância de separação entre as latrinas de fossa e quaisquer fontes de água subterrânea utilizadas para beber, uma vez que isso aumenta o tempo de viagem dos agentes patogénicos através do solo e diminui a sua taxa de sobrevivência.

O requisito mínimo para manter uma distância segura entre a fonte de água e a potencial fonte de contaminação é de 15 m para uma fossa subterrânea ou fossa de infiltração (Dew Point, 2009).

Os resultados do estudo atual indicam que a distância entre os poços e as latrinas de fossa é, em geral, muito próxima, estimando-se que cerca de 80% das latrinas de fossa se encontram a uma distância inferior a 15 m dos poços.

Este facto aumentou o risco de contaminação das fontes de água, uma vez que os coliformes migram das latrinas de fossa para os poços durante a infiltração das águas residuais no solo.

Isto é muito semelhante a um estudo realizado num bairro de lata no Quénia, onde se verificou que os poços estavam muito próximos das latrinas de fossa. Em muitas circunstâncias (38%), a distância entre os poços e as latrinas de fossa foi estimada em menos de 15 m (Kimani-Murage & Ngindu, 2007).

Num estudo efectuado por Caimcross e Cliff (1987), foi referido que as fossas de absorção e as latrinas de fossa podem estender a sua influência na qualidade da água subterrânea até 10m ou mais, uma vez que o fluxo de água subterrânea é lateral ou vertical. É fácil para os excrementos das latrinas de fossa lixiviarem para os poços escavados à mão nas proximidades, ameaçando assim a saúde humana através da contaminação da água do poço

Os poços rasos na Kaindakwa Estate não cumprem as recomendações dadas para a coexistência de saneamento no local e uso de água subterrânea para fins domésticos, que indicam que deve haver uma separação lateral adequada entre a latrina da fossa e o poço para reduzir as hipóteses de contaminação fecal da água subterrânea (OMS, 1996).

Da mesma forma, um estudo de Olayinka et al. (2014), descobriu que as distâncias entre as latrinas de fossa e os poços escavados à mão variavam de 10,2 a 16,4 m, o que aumentava o risco de contaminação das fontes de água, uma vez que os coliformes poderiam lixiviar das latrinas de fossa para os poços próximos. Além disso, Vinger et al. (2012) sugeriram que os poços são susceptíveis de serem contaminados se as latrinas de fossa estiverem a menos de 12 m de distância. Embora Dzwairo et al. (2006) tenha encontrado uma grande redução da contaminação por coliformes fecais e totais a > 5 m das latrinas de fossa, uma distância de 30 m é, no entanto, necessária para o saneamento ecológico.

Os resultados mostram também que a contaminação dos poços pouco profundos foi extensa. Nenhuma das 20 amostras colhidas nos poços rasos cumpriu o padrão da OMS para água não tratada destinada a beber, que deve ter uma contagem de bactérias coliformes fecais inferior a lOFC/lOOml de água de amostra em pelo menos 75% de todas as amostras colhidas (OMS, 1998). As amostras foram incubadas a 44,5°C.

Por conseguinte, a presença de organismos indicadores *(Escherichia coli* ou bactérias coliformes termotolerantes) na água indica uma contaminação recente da fonte de água com matéria fecal e, consequentemente, a possível presença de agentes patogénicos intestinais.

De acordo com as diretrizes da OrganizaçãoMundial de Saúde (OMS), as bactérias *E. coli* ou coliformes termotolerantes não devem ser detectáveis em qualquer água destinada a ser bebida (OMS, 1997). Os resultados dos testes das amostras de água neste estudo mostram que a matéria fecal contaminou os poços pouco profundos.

Verificou-se também que existe uma relação direta entre a proximidade dos poços rasos e as latrinas de fossa e a contaminação dos poços.

Todas as amostras colhidas nos poços rasos que estavam a menos de 15m das latrinas eram positivas para coliformes (>15FC/100ml) e as amostras de água colhidas nos poços rasos que estavam a I5-20m tinham 10-I5FC/100ml.

Comparando isto com outro estudo onde foi relatado que quanto mais longe a água que contém o agente patogénico tem de viajar até ao lençol freático, mais tortuoso é o seu percurso e mais tempo fica retido. Este tempo adicional permite que um maior número de agentes patogénicos morra naturalmente e que é necessário ter cuidado ao avaliar este fator para considerar o nível mais elevado do lençol freático na estação húmida e não apenas os níveis de água da estação seca.

Quanto maior for a distância horizontal que os agentes patogénicos têm de percorrer desde o ponto de entrada no lençol freático até ao ponto de água, mais tempo ficam retidos e menor é o risco de contaminação (Sugden, 2006).

É necessário garantir a segurança do abastecimento de água potável através de uma avaliação exaustiva dos riscos e de uma abordagem de gestão dos riscos. No entanto, o Quénia, tal como outros países em desenvolvimento, carece de informação adequada sobre os níveis de contaminação das águas subterrâneas por latrinas de fossa.

Este facto pode dificultar a realização de um saneamento e de uma saúde sustentáveis. É necessário determinar a extensão da contaminação da água dos poços, a fim de monitorizar o perigo provável para a saúde pública.

CAPÍTULO 6

CONCLUSÃO

Era evidente que a maioria dos poços rasos em Kaindakwa Estate estavam contaminados com matéria fecal e não cumprem as diretrizes da OMS para a qualidade da água potável. Este facto representa um perigo para a saúde dos residentes da propriedade, que correm o risco de contrair doenças transmitidas pela água.

A presença de organismos indicadores *Escherichia coli* ou bactérias coliformes termotolerantes na água indica uma contaminação recente da fonte de água com matéria fecal e, consequentemente, a possível presença de agentes patogénicos intestinais. De acordo com as diretrizes da Organização Mundial de Saúde (OMS), a E. coli ou as bactérias coliformes termotolerantes não devem ser detectáveis em qualquer água destinada a ser bebida (OMS, 1996).

Os resultados das análises laboratoriais das amostras de água neste estudo mostram que a matéria fecal contaminou fortemente as fontes de água e especialmente os poços rasos. Nenhum dos poços rasos satisfazia os requisitos da OMS para água destinada a ser bebida. A presença de organismos indicadores nas amostras de água recolhidas dos poços indica que os coliformes migraram da matéria fecal das latrinas das fossas através do solo para as fontes de água, facilitada pela distância muito curta entre as latrinas das fossas e os poços.

A prevalência de contaminação foi generalizada, uma vez que todas as amostras não atingiram a contagem de bactérias coliformes fecais inferior a lOFC/lOOml de água de amostra em pelo menos 75% de todas as amostras.

CAPÍTULO 7

7.1 RECOMENDAÇÕES

7.2 AO SERVIÇO DE SAÚDE PÚBLICA DO SUBCONDADO

- Realizar campanhas de educação sanitária e de sensibilização na zona sobre os efeitos da proximidade dos poços pouco profundos em relação às latrinas.

- Efetuar o tratamento de rotina da água a nível doméstico de poços pouco profundos situados perto de instalações sanitárias através da desinfeção química com cloro.

- Assegurar a construção de latrinas de fossa elevadas e revestidas para minimizar o potencial de poluição das águas subterrâneas.

7.3 AOS RESIDENTES DE KAINDAKWA ESTATE

- Ter sempre em conta a distância entre as latrinas de fossa e os poços pouco profundos antes de construir estas instalações.

CAPÍTULO 8

REFERÊNCIAS

Centro de Investigação sobre População e Saúde em África (APHRC). (2002). Population and Health Dynamics in Nairobi Informal Settlements (Dinâmica da População e da Saúde nos Assentamentos Informais de Nairobi). Nairobi: Centro Africano de Investigação sobre População e Saúde.

Brockerhoff M, Brennan E (1998). A pobreza das cidades nos países em desenvolvimento.
Population Dev Rev;24:75-114.

Caimcross S. & Cliff J. L. (1987). Uso da água e saúde em Mireda, Moçambique.
Trans. Royal Soc. Trop. Med. Hyg. 81: 51-54.

Dew Point (2009). Regulamentos nacionais sobre a distância segura entre latrinas e pontos de água: Departamento para o Desenvolvimento Internacional (DFID)

Dzwairo B., Hoko Z., Love D & Guzha E (2006). Avaliação dos impactos das latrinas de fossa na qualidade das águas subterrâneas em zonas rurais: Um estudo de caso do distrito de Marondera, Zimbabué.

Physics and Chemistry of the Earth 31: 779-788.

Graham, J. P. & Polizzotto, M. L. (2013). Latrinas de fossa e seus impactos na qualidade das águas subterrâneas: A Systematic Review. *Environmental Health Perspectives, 121(5), 521-530.* http://doi.org/10.1289/ehp.1206028.

Hebert JR. (1983). Contaminação da água no local num bairro de lata urbano. Water Int: 127- 132.

Karanja S (2003). "World Habitat Day" (Dia Mundial do Habitat), East African Standard, outubro, 6: p. 26.

Kimani-Murage EW & Ngindu AM. (2007). Qualidade da água que os habitantes dos bairros de lata utilizam: o caso de um bairro de lata no Quénia. Jornal de Saúde Urbana. 84:6.

Mara D (1996). Low Cost Urban Sanitation, John Wiley and Sons: p. 76.

Mayoyo P, Kilalo L (2003). Groundwater in Coast Province Research, Daily Nation, 31 de julho, p. 29.

Murray CJL, Lopez, AD. eds. (1996). The Global Burden of Disease, Vol. II. Global Health Statistics: Um compêndio de estimativas de incidência, prevalência e mortalidade para mais de 200 doenças. Harvard School of Public Health em nome da Organização Mundial de Saúde e do Banco Mundial, Cambridge, MA.

Departamento de Saúde do Estado de Nova Iorque (2011). Bactérias coliformes em fontes de água potável: Centro de Saúde Ambiental.

Olayinka O.O., Adedeji O.H. & Sanni S.S. (2014). Qualidade da água de poços de escavação manual perto de latrinas de fossa: Implicações para o saneamento e a saúde. Journal of Env Sci, Tox & Food Tech: 8(6):56-64

Orwa E (2001). Groundwater Quality in Manyatta and Migosi Estates of Kisumu Town, MPhil Thesis Moi University Eldoret, Kenya: p. 102.
Sugden S (2006). A Contaminação Microbiológica dos Abastecimentos de Água. Folha de factos sobre poços.

PNUD (2000). World Urbanization Prospects: The 1999 Revision. Nova Iorque, NY: Nações Unidas.

Divisão de População das Nações Unidas (2000). World Urbanization Prospects: The 1999 Revision. Nova Iorque, NY: Nações Unidas.

Vinger B., Hlophe M. e Selvaratnam M (2012). Relação entre a poluição azotada das águas de furos e as distâncias que as separam de latrinas de fossa e campos fertilizados. Life Sci. J., 9(1): 402-407.

Departamento de Saúde do Estado de Washington (2011). Bactérias coliformes e água potável: Gabinete de Saúde Pública Ambiental da Água Potável.

OMS (1996). Diretrizes para a qualidade da água potável, segunda edição, Vol. 2. Genebra: Imprensa da OMS.

Informação sobre a gestão da água (2007). Bactérias totais, fecais e E. Coli em

Águas subterrâneas. Disponível em:

http://www.env.gov.bc.ca/wsd/plan_protect_sustain/groundwater/

Acedido em: 14 Mar 2015

OMS (1997). Diretrizes para a qualidade da água potável, segunda edição, Vol. 3. Genebra: Imprensa da OMS.

OMS/UNICEF (2000). Global Water Supply and Sanitation Assessment (Avaliação Global do Abastecimento de Água e Saneamento). Genebra: Imprensa da Organização Mundial de Saúde.

OMS/UNICEF (2015). Progresso no saneamento e na água potável - atualização de 2015 e avaliação dos ODMs. Genebra: Imprensa da OMS - Organização Mundial de Saúde.

WHO/UNICEF/WSSCC (1996). Water Supply And Sanitation Setor Monitoring Report 1996 (Situação do sector em 31 de dezembro de 1994). OMS/EOS/96.15. Genebra: Imprensa da OMS.

APÊNDICES

APPENDIX I: MAPA DOS QUARENTA E SETE CONDADOS DE KENYA

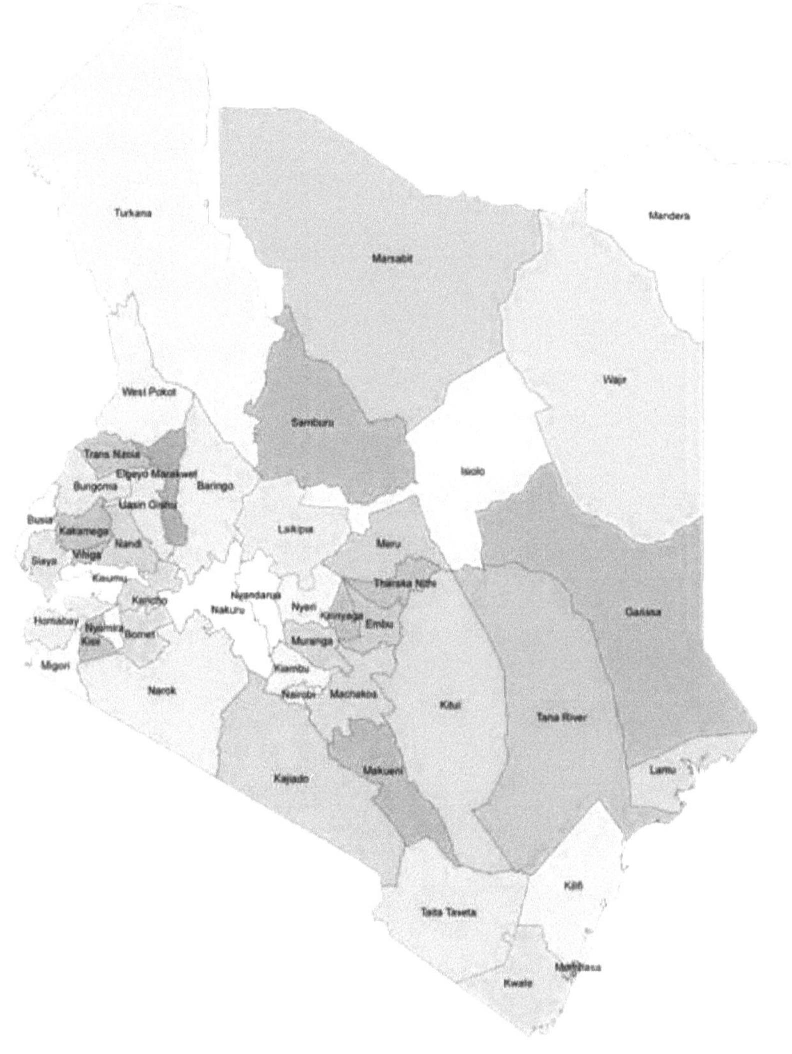

    # MAPA DO MUNICÍPIO DE SIAYA

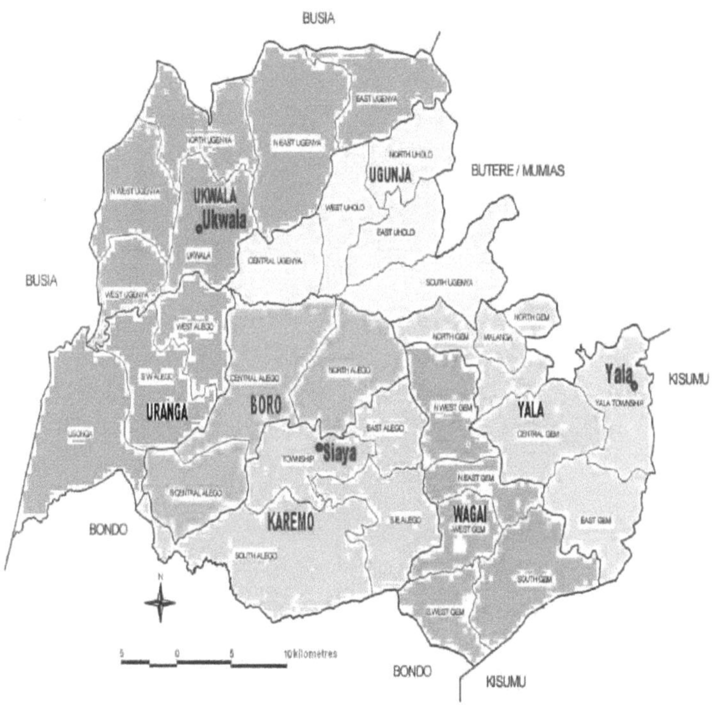

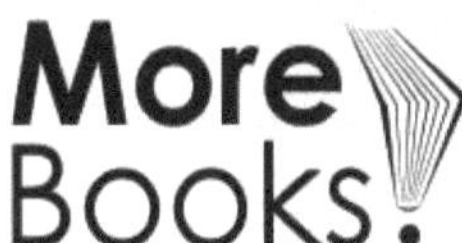

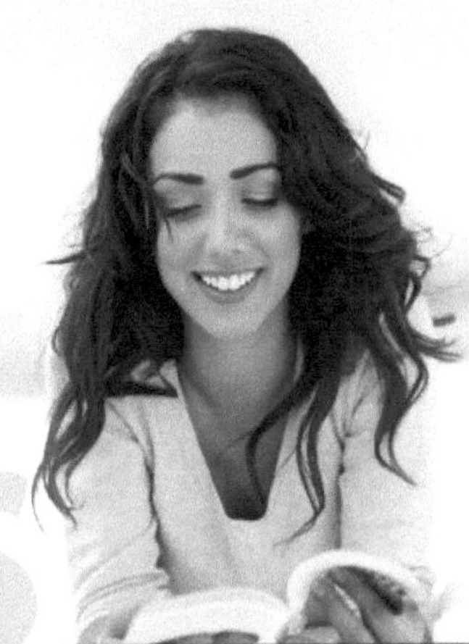

Buy your books fast and straightforward online - at one of world's fastest growing online book stores! Environmentally sound due to Print-on-Demand technologies.

Buy your books online at
www.morebooks.shop

Compre os seus livros mais rápido e diretamente na internet, em uma das livrarias on-line com o maior crescimento no mundo! Produção que protege o meio ambiente através das tecnologias de impressão sob demanda.

Compre os seus livros on-line em
www.morebooks.shop

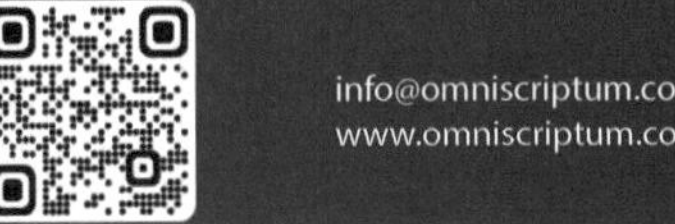

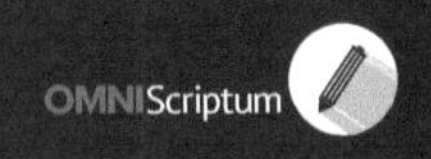

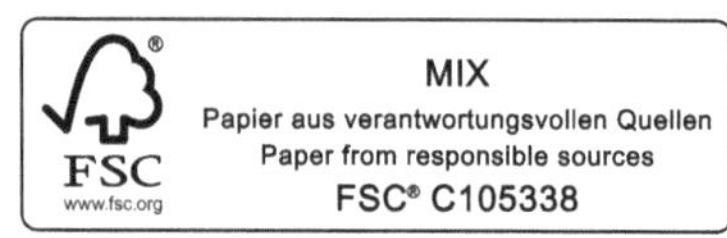

Printed by Books on Demand GmbH, Norderstedt / Germany